Vars en Gesonde Slaai 2023

Verken die Wêreld van Slaai deur

Clinton Chetty

Inhoud

Romerige Koolslaai 9

Spek bistro slaai 11

Tuna slaai met kerrie 13

Cranberry spinasie slaai 15

Bermuda spinasie slaai 17

Spinasie sampioen slaai 19

Slaai met verlepte spinasie 21

Warm slaai van Brusselse spruite, spek en spinasie 23

Broccoli Slaai 25

oes slaai 27

Wintergroen slaai 29

Tamatie mozzarella slaai 31

BLT Slaai 33

lekker slaai 35

Mandaryns amandelslaai 37

Tuna en mandarynslaai 39

Makaroni en tuna slaai 41

Asiatiese slaai 43

Asiatiese Pasta Slaai Met Hoender 45

Cobb slaai 47

Resep vir mielieslaai met rucola en spek 49

Black Eyed Pea Slaai Resep 51

Resep vir rucolaslaai met beet en bokkaas 53

Asiatiese Koolslaai Resep 55

Asiatiese noedelslaai resep 57

Slaai met aspersies en artisjok 59

Garnale Aspersieslaai Resep 61

Bosbessie perske vrugteslaai resep met tiemie 63

Broccoli slaai resep 65

Resep vir broccolislaai met oranje bosbessievinaigrette 67

Avokado Slaai Met Heirloom Tamaties 69

Kardemom Sitrus Slaai Resep 71

Mielieslaai resep met kappertjies 73

Selderyslaai 75

Fetaslaai met kersietamaties en komkommer 77

Resep vir komkommerslaai met kruisement en feta 79

Resep vir Kersie Tamatie Orzo Slaai 81

Komkommerslaai met Rosyne en Amandels Resep 83

Quinoa slaai resep met komkommer en kruisement 85

Koeskoes resep met pistache en appelkose 87

Koolslaai resep 89

Koue ertjieslaai resep 91

Komkommer Jogurt Slaai Resep 93

Pappa se Griekse slaairesep 95

Papa se Aartappelslaai Resep 97

Resep vir andyvieslaai met okkerneute, pere en gorgonzola 99

Resep vir vinkelslaai met kruisementvinaigrette 101

Vinkel, radicchio en andyvieslaai 103

Feeslike Beet-en-sitrusslaai met boerenkool en pistache-resep 105

Goue beet en granaat slaai resep 107

Heerlike mielie en swartboontjieslaai 109

Broccoli slaai 111

Bistro styl slaai 113

Cleopatra se Hoenderslaai 115

Thai-Viëtnamese slaai 117

Kersfees Cobb Slaai 119

Groen aartappelslaai 122

Gebrande lamsslaai 125

Kool en druiweslaai 127

sitrusslaai 129

Vrugteslaai en blaarslaai 131

Appel en blaarslaai 133

Slaai van boontjies en peper 135

Wortel dadelslaai 137

Romerige Peperslaaisous 138

Hawaiiaanse slaai 140

Gebrande lamsslaai 142

Kool en druiweslaai 144

sitrusslaai 146

Vrugteslaai en blaarslaai 148

Hoender-kerrieslaai 150

Aarbei spinasie slaai 152

Soet koolslaai in die restaurant 154

Klassieke macaroni slaai 156

Peerslaai met Roquefortkaas 158

Barbie se tuna slaai 160

Vakansie hoenderslaai 162

Mexikaanse boontjieslaai 164

Bacon Ranch Pasta Slaai 166

Aartappelslaai met rooi skil 168

Swartboontjie en koeskoes slaai 170

Griekse Hoenderslaai 172

Fancy hoenderslaai 174

Vrugtige hoenderkerrieslaai 176

Heerlike hoenderkerrieslaai 178

Pittige wortelslaai 180

Asiatiese appelslaai 182

Squash en orzo slaai 184

Waterkersslaai met vrugte 186

Cesar slaai 188

Mango hoenderslaai 190

Lemoenslaai met mozzarella 192

Drie boontjieslaai 194

Miso tofu slaai 196

Japannese radyseslaai 198

Suidwes Cobb 200

Pasta Caprese 202

Gerookte forelslaai 204

boontjie eierslaai 206

Ambros slaai 207

Kwartslaai 209

Spaanse brandrissieslaai 211

mimosaslaai 213

Klassieke Waldorf 215

Ertjieslaai met swart oë 217

Romerige Koolslaai

Bestanddele

'n Koppie mayonnaise

2 eetlepels. appel asyn

1 C. karwysade

1 kopkool, fyn gekap

2 groen uie, gekap

2 groen appels, in skywe gesny

1 koppie spek

Sout en peper na smaak

Metode

Die mayonnaise word met die karwysaad en asyn gemeng. Wanneer alles goed gemeng is, meng die mengsel met die fyngekapte kool, groen uie, groen appels en gaar spek. Meng nou die bestanddele goed, geur na smaak, voeg sout en peper na smaak by indien nodig en hou eenkant vir opdiening.

Lekker!!

Spek bistro slaai

Bestanddele

1 koppie spek

2 eetlepels. appel asyn

1 C. Dijon-mosterd

Olyf olie

1 bos groen mesclun

Sout en peper na smaak

1 geposjeerde eier

Metode

Die stukkies spek moet eers gebraai word, dan moet die stukkies gebraaide spek gesny word. Meng nou die appelasyn, Dijon-mosterd, olyfolie, sout en peper in 'n bak. Nadat al hierdie bestanddele goed gemeng is, meng hierdie mengsel met die mesclun-blare. Garneer dan die slaai met die stukkies spek en die geposjeerde eier.

Lekker!!

Tuna slaai met kerrie

Bestanddele

1 C. kerriepoeier

Groente olie

½ koppie 'n Koppie mayonnaise

Lemmetjie sap

'n Blikkie tuna

2 rooi uie, gekap

1 bossie koljander

10-12 goue rosyne

Sout en peper na smaak

Metode

Die kerriepoeier word in groente-olie gerooster en dan in die yskas gesit. Neem nou die mayonnaise, lemmetjiesap, sout en peper in 'n bak en meng goed. Neem nou die geroosterde poeier en hierdie mengsel en meng dit met die ingemaakte melodie, koljander, rooi uie en rosyne. Meng hulle goed en bedien die heerlike slaai met 'n interessante smaak.

Lekker!!

Cranberry spinasie slaai

Bestanddele

½ koppie botter

Minder as 'n koppie amandels, geblansjeer

1 pond spinasie, gekap

'n Koppie gedroogde bosbessies

1 C. Sesamsaad, gerooster

1 C. papawersaad

1/2 koppie wit suiker

1 ui, fyn gekap

1 C. Paprika

Sowat 1/2 koppie witwynasyn

appel asyn

1/2 koppie groente-olie

Metode

Neem 'n kastrol en smelt die botter in die olie oor lae hitte, meng dan die amandels by en rooster dit. En sodra dit gerooster is, laat dit afkoel. Neem nou nog 'n mediumgrootte bak, meng sesamsaad, papawersaad, suiker, ui, met witwynasyn, asyn en olie. Meng dan hierdie mengsel met die spinasie en gooi dit laastens in die bak met die geroosterde amandels en gedroogde bosbessies. Die slaai is dan gereed om bedien te word.

Lekker!!

Bermuda spinasie slaai

Bestanddele

5-6 eiers

1/2 pond spek

Sowat twee pond spinasie, fyn gekap

3 croutons

1 koppie sampioene

1 ui

'n Koppie wit suiker

Groente olie

1 C. Swartpeper, gemaal

seldery sade

1 C. Dijon-mosterd

Metode

Sit die eiers in 'n pan en bedek die pan heeltemal met koue water, bring dan die water tot kookpunt, laat die eier dan in die water afsak, so sit die pan eenkant en laat dit afkoel. Wanneer die eiers koud is, skil hulle en kap dit fyn. Neem nou die spek in 'n pan en verbruin dit. Dreineer hulle na kook. Neem nou die res van die bestanddele en meng goed. Meng goed, die slaai is gereed om bedien te word.

Lekker!!

Spinasie sampioen slaai

Bestanddele

1 pond spek, in skywe gesny

3 eiers

1 C. wit suiker

2-3 eetlepels. bietjie water

2 eetlepels. appel asyn

'n Pond spinasie

Sout

Sowat 'n pond sampioene, in skywe gesny

Metode

Neem 'n groot braaipan en braai die spekskywe in olie oor matige hitte. Wanneer die spek bruin is, krummel dit en hou dit saam met die spekvet. Sit nou die eiers in die pan en bedek dit met water, bring dan die water tot kookpunt. Nadat die eiers uitgehaal en afgekoel is, skil die eiers en sny dit in kwarte. Voeg nou die suiker, water, asyn en sout by die pan met die spekvet en verhit goed. Gooi nou al die bestanddele saam met die spinasie in 'n groot bak, meng dit saam en die heerlike slaai is gereed om bedien te word.

Lekker!!

Slaai met verlepte spinasie

Bestanddele

3 eiers

1 pond spek, in skywe gesny

Bos spinasie, skoongemaak en gedroog

Omtrent 'n koppie suiker

1/2 koppie wit asyn

'n Koppie rooiwynasyn

3 groen uie

Metode

Sit die eiers in 'n pan en bedek met genoeg koue water, bring die water tot kookpunt en bedek die pan. Wanneer die eiers gaar is, laat hulle afkoel, skil dit en sny dit in skywe of wiggies. Sit nou die spek in die pan en kook oor lae hitte. Wanneer die spek bruin is, gooi dit oor na 'n groot bak saam met die spinasie en groen uie. Gooi die spekvet en die res van die bestanddele in die bak, meng goed en die slaai is gereed om voor te sit.

Lekker!!

Warm slaai van Brusselse spruite, spek en spinasie

Bestanddele

6-7 snye spekvleis

2 koppies Brusselse spruite

1 C. karwysade

2 eetlepels. Groente olie

2 eetlepels. Witwynasyn

1/2 pond spinasie, gekap, afgespoel en gedroog

Metode

Spek moet in 'n kastrol gesit en oor matige hitte gekook word, totdat die spek bruin is. Wanneer hulle gaar is, krummel hulle en sit dit eenkant. Nou moet die spruite gestoom word tot sag. In die oorblywende spekdruppels uit die pan, voeg die Brusselse spruite met die karwysaad by en roer vir 'n minuut of twee tot gaar. Sit nou al die bestanddele saam met die spek, spinasie in 'n bak en meng goed. Goed gemeng, die heerlike slaai is gereed om voor te sit.

Lekker!!

Broccoli Slaai

Bestanddele

1 koppie laevet mayonnaise

2 koppe broccoli, vars, gekap

1/2 koppie rooi uie, fyn gekap

1/2 koppie rosyne

2 eetlepels. Witwynasyn

1 C. Wit suiker 1 koppie sonneblomsaad

Metode

Sit die spek in 'n pan en braai oor matige hitte tot goudbruin. Dreineer dan die spek en hou eenkant. Gooi nou al die bestanddele in 'n bak, saam met die gebraaide spekvleis en meng goed. Sodra hulle gemeng is, verkoel vir 'n uur of twee en bedien dan verkoel.

Lekker!!

oes slaai

Bestanddele

1/2 koppie okkerneute, gekap

1 bossie spinasie, skoongemaak en in happiegrootte stukke geskeur

1/2 koppie bosbessies

1/2 koppie bloukaas, gerasper of verkrummel

2 tamaties, ontpit en gekap

1 avokado, geskil en in blokkies gesny

2 eetlepels. Rooiwynasyn

2 eetlepels. Rooi frambooskonfyt

1 koppie okkerneutolie

Sout en swartpeper, na smaak

Metode

Die oond moet voorverhit word tot 190C en dan moet die neute op 'n bakplaat geplaas word en dan gerooster word tot goudbruin. Neem nou 'n bak en meng spinasie, okkerneute, bosbessies, rooi uie, avokado, bloukaas en tamaties saam. Wanneer dit goed gemeng is, neem nog 'n klein bakkie en meng die konfyt, okkerneutolie, peper, sout en asyn. Gooi nou hierdie mengsel oor die slaai en meng goed. Laat afkoel vir 'n uur of twee voor opdiening.

Lekker!!

Wintergroen slaai

Bestanddele

1 bossie boerenkoolblare, fyn gekap

1 bossie boerenkoolblare, fyn gekap

1 romaine blaarslaai, afgewerk

1 kop rooikool

1 peer

1 Bermuda-ui

1 avokado, geskil en in blokkies gesny

2 gerasperde wortels

2-3 eetlepels. Rosyntjies

Olyf olie

die asyn

1 C. Soet liefling

1 C. Oregano

1 C. Dijon-mosterd

1 knoffelhuisie, fyngekap

soetrissies

Metode

Neem 'n groot bak en meng die koolblare, boerenkool en gesnipperde wortels met die kool, okkerneute, tamaties en rosyne en meng dit saam. Neem nou nog 'n klein bakkie en vat die res van die bestanddele en meng dit goed. Wanneer die bestanddele goed gemeng is, neem die mengsel en gooi dit oor die bak met kool en koolblare en bedek dit goed. Dit is dus gereed om bedien te word.

Lekker!!

Tamatie mozzarella slaai

Bestanddele

5 tamaties

1 koppie mozzarellakaas, in skywe gesny

2 eetlepels. Olyf olie

2 eetlepels. Balsamiese asyn

Sout en peper na smaak

Vars basiliekruidblare, in stukke geskeur

Metode

Plaas die tamaties en mozzarella op 'n opdienbord en rangskik dit om die beurt. Nou moet die olie, asyn, sout en peper gemeng word en dan op die opdienskottel gegooi word. Voordat jy die slaai bedien, sprinkel die basiliekruidblare oor die slaai.

Lekker!!

BLT Slaai

Bestanddele

1 pond spek

1 koppie mayonnaise

1 C. Knoffelpoeier

Sout en peper na smaak

1 Romeinse beker

2 tamaties

2 croutons

Metode

Spek moet in 'n pan oor matige hitte gaargemaak word tot egalig bruin, dreineer dan en hou eenkant. Neem nou 'n voedselverwerker en meng die mayonnaise, melk, knoffelpoeier, peper tot glad. Dit is hoe die slaaisous vir die slaai gereed is. Meng nou die blaarslaai, gaar spek, tamaties en croutons in 'n bak, gooi die slaaisous by en bedek goed. Laat afkoel vir 'n uur of twee voor opdiening.

Lekker!!

lekker slaai

Bestanddele

1 bossie babaspinasie

2 rooi uie

1 blikkie mandaryns lemoene, gedreineer

1 koppie bosbessies, gedroog

½ koppie fetakaas, verkruimeld

1 koppie slaaisousmengsel

Metode

Plaas al die bestanddele behalwe die slaaisousmengsel in 'n groot bak en meng goed. Wanneer die bestanddele goed gemeng is, sprinkel die slaaisousmengsel oor die bak slaai en die pragtige slaai is gereed om bedien te word.

Lekker!!

Mandaryns amandelslaai

Bestanddele

1/2 pond spek

2 eetlepels. Witwynasyn

1 C. Soet liefling

1 C. Sterk mosterd

1 C. Seldery sout

1 C. Paprika

1 rooi blaar blaarslaai

1 blikkie mandaryns lemoene, gedreineer

2 groen uie, in kwarte gesny

1 koppie amandel, silwer

Metode

Neem 'n pan en kook die spekblokkies, bedek dit, totdat dit bruin word. Vir die slaaisous, meng heuning, asyn, mosterd met seldery sout, paprika en olyfolie. Nou moet die blaarslaai, lemoene, gaar lardons en silwer amandels in 'n bak geplaas word, gooi dan oor die slaaisous en gooi goed sodat dit eweredig bedek is. Laat die slaai vir 'n uur afkoel voor opdiening.

Lekker!!

Tuna en mandarynslaai

Bestanddele

Olyf olie

1 blikkie tuna

1 bondel gemengde spruite

1 granny smith appel, geskil en gekap

1 blikkie mandaryne

Metode

Olyfolie moet verhit word en tuna moet gebraai word tot heeltemal gaar. Neem nou 'n bak en meng die groenslaai met die gebraaide tuna, appels en lemoene. Die slaai is nou gereed om bedien te word.

Lekker!!

Makaroni en tuna slaai

Bestanddele

1 pakkie macaroni

2 blikkies tuna

1 koppie mayonnaise

Sout en peper na smaak

1 knippie knoffelpoeier

1 knippie origanum, gedroog

1 ui, fyn gekap

Metode

Gooi soutwater in 'n pan en bring dit tot kookpunt, voeg dan die macaroni by en kook dit, nadat dit gekook is, dreineer die macaroni en laat dit afkoel. Nou moet die ingemaakte tuna met die gaar macaroni gemeng word, voeg dan die mayonnaise by en meng goed. Voeg nou die res van die bestanddele by die mengsel en meng goed. Sodra al die bestanddele gemeng is, laat dit vir ongeveer 'n uur of twee afkoel. Die heerlike tuna slaai is nou gereed om bedien te word.

Lekker!!

Asiatiese slaai

Bestanddele

2 pakkies ramen noedels

1 koppie geblansjeerde en versilwerde amandels

2 eetlepels. sesamsaad

1/2 koppie botter

1 koppie nappakool, fyn gekap

1 bos groen uie, gekap

¼ koppie groente-olie

2-3 eetlepels. Wit suiker

2 eetlepels. Sojasous

Metode

Neem 'n kastrol en verhit die botter of margarien, gooi die ramennoedels, sesamsaad en amandels oor lae hitte in en kook tot goudbruin. Wanneer hulle gaar is, laat hulle afkoel. Neem nou 'n klein kastrol en gooi die groente-olie, suiker en asyn in, bring dit dan tot kookpunt vir ongeveer 'n minuut, laat dit afkoel en as dit afgekoel het, voeg die sojasous by. Neem 'n bak, meng al die bestanddele saam met die gaar ramennoedels en suikermengsel en meng goed. Laat die slaai vir 'n uur of meer afkoel voordat dit bedien word.

Lekker!!

Asiatiese Pasta Slaai Met Hoender

Bestanddele

1 pakkie Rotelle pasta

2 hoenderborsies, sonder been, in stukke gesny, gaar

2-3 eetlepels. Groente olie

Sout

2-3 wortels, gerasper

1/2 pond sampioene

1/2 koppie broccoli

1/2 kop blomkool

Die water

2 eetlepels. Sojasous

2 eetlepels. sesamolie

Metode

Neem soutwater in 'n pan en bring dit tot kookpunt, voeg nou die pakkie pasta by en kook dit. Dreineer die pasta wanneer dit gaar is en hou eenkant. Neem nou 'n pan en kook die wortels met sout tot dit bros en sag is. Neem nou 'n bak en voeg die pasta, wortels met die hoenderfilette by en meng goed. Kook nou die sampioene en sit dit in die bak, voeg dan die res van die bestanddele by en meng goed. Bedien die slaai vars.

Lekker!!

Cobb slaai

Bestanddele

4-5 snye spek 2 eiers

1 kop ysbergslaai

1 hoenderfilet

2 tamaties, in skywe gesny

¼ koppie bloukaas, gerasper

2 groen uie, in skywe gesny

'n Bottel vinaigrette

Metode

Kook die eiers, skil en kap fyn. Braai spek en hoender apart tot goudbruin. Verkrummel. Net voor opdiening, plaas al die bestanddele in 'n groot bak en meng goed. Bedien vinnig.

Lekker!!

Resep vir mieslieslaai met rucola en spek

Bestanddele

4 groot boontjies

2 koppies gekapte rucola

4 snye spek

1/3 koppie gekapte groen uie

1 eetlepel. olyf olie

1 eetlepel. wynasyn

1/8 teelepel komyn

Sout en swartpeper

Metode

Verhit die mielies, in hul doppe, ook op die rooster vir 'n rokerige geur, vir 12-15 minute. In 'n medium bak, kombineer mielies, arugula, spek en uie. In 'n aparte bak, klits die asyn, olie, sout en peper saam. Vou die deksel net voor opdiening by die slaai in en bedien dadelik.

Lekker!

Black Eyed Pea Slaai Resep

Bestanddele

2 koppies gedroogde swartoog-ertjies

230 gram feta

230 gram songedroogde tamaties

1 koppie Kalamata swart olywe

Fyn gesnyde groen ui

Gekapte knoffelhuisie

1 groot klomp gekapte spinasie

Sap en skil van 'n suurlemoen

Metode

Kook die ertjies in soutwater tot sag. Dreineer en was in koue water. Meng al die bestanddele behalwe suurlemoensap in 'n bak. Voeg suurlemoensap by net voor opdiening en sit dadelik voor.

Lekker!

Resep vir rucolaslaai met beet en bokkaas

Bestanddele

Slaai bestanddele:

2 geskilde beet

Handvol rucola blare

½ koppie bokkaas, verkruimeld

½ koppie okkerneute, gekap

Dressing bestanddele:

¼ koppie olyfolie

½ suurlemoen

teen Droë mosterdpoeier

teen suiker

Sout en peper

Metode

Vir die slaaisous, meng die c. mosterdpoeier, ¾ teelepel. suiker, ½ suurlemoen en ¼ koppie olyfolie, sout en peper na smaak. Meng 'n handvol rucola, 'n paar julienne-beet, gekrummelde bokkaas en gemaalde okkerneute. Garneer met sous net voor opdiening. Bedien vinnig.

Lekker!

Asiatiese Koolslaai Resep

Bestanddele

1 koppie romerige grondboontjiebotter

6 eetlepels. groente olie

½ teelepel. geroosterde sesamolie

4 eetlepels. gegeurde rysasyn

4 koppies gesnipperde kool

½ koppie gerasperde wortels

¼ koppie geroosterde uitgedopte grondboontjies

Metode

Voeg die grondboontjiebotter by 'n medium bak en voeg die geroosterde sesamolie by en klits tot glad. Vir nog beter geur, rooster die grondboontjies binne 'n minuut nadat dit gerooster is. Plaas die grondboontjies uit die pan na 'n groot bak. Meng die wortels, kool en grondboontjies saam met enige ander bestanddele wat jy wil byvoeg en sit dadelik voor.

Lekker!

Asiatiese noedelslaai resep

Bestanddele

280 gram Chinese noedels

1/3 koppie sojasous

3 koppies broccoli blommetjies

115 gram groenbone

3 gekapte uie,

1 rooi soetrissie

1/4 groot kool, in dun skywe gesny

1 groot geskilde wortel

Metode

Gooi 4 glase water in 'n groot kastrol, voeg die Chinese noedels by. Roer die noedels voortdurend terwyl hulle kook. Maak seker dat jy die instruksies op die noedelpakkie volg, as jy Chinese noedels gebruik behoort hulle gereed te wees na 5 minute se gaarmaak. Dreineer noedels, was in koue water om op te hou kook, smeer noedels op bakplaat om lugdroog te word. Voeg die broccoli-blommetjies en genoeg water by om die vlak van die stoompot te bereik. Bedek en stoom vir 4 minute. Meng al die bestanddele in 'n bak. Bedien vinnig.

Lekker!

Slaai met aspersies en artisjok

Bestanddele

1 groot ui fyn gekap

3 eetlepels. suurlemoensap

450 gram dik aspersies

2 eetlepels. olyf olie

1 C. knoffelpoeier

1 pint druiwe

Metode

Doop eers die gesnyde uie in die suurlemoensap, rooster dan die aspersies in 'n voorverhitte 400 grade F oond. Vir die aspersieswenke, voeg 1 eetlepel by. olyfolie en sout hulle goed. Plaas in 'n enkellaag in 'n foelie-gevoerde roosterpan en bak vir 10 minute tot ligbruin. Om die aspersies te rooster, stel jou houtskoolrooster vir 5 tot 10 minute op hoë hitte. Verwyder die aspersies van die rooster en sny in blokkies, plaas die aspersies en al die bestanddele in 'n groot bak en gooi saam en bedien vinnig.

Lekker!

Garnale Aspersieslaai Resep

Bestanddele

450 gram aspersies

226 gram garnale in slaai

¼ koppie ekstra suiwer olyfolie

1 fyngekapte knoffelhuisie

1 eetlepel. suurlemoensap

1 eetlepel. gekapte pietersielie

Sout en swartpeper

Metode

Bring 'n medium pot water tot kookpunt. Voeg aspersies by kookwater en kook vir 3 minute. As dit vooraf gaar is, verwyder na 30 sekondes. As die garnale rou is, kook dit vir 3 minute tot gaar. Verwyder die garnale en voeg by 'n groot bak. Sny die aspersiespunte skuins in dun skywe. Sny die aspersiespunte in een stuk. Voeg die res van die bestanddele by en roer om te kombineer. Voeg sout en swartpeper na smaak by. Voeg nog suurlemoensap by, indien verlang, na smaak en bedien dadelik.

Lekker!

Bosbessie perske vrugteslaai resep met tiemie

Bestanddele

4 perskes

4 nektariens

1 koppie bloubessies

2 eetlepels. gekapte vars tiemie

1 C gemmer, gerasper

¼ koppie suurlemoensap

1 C. suurlemoenskil

1/2 koppie water

¼ koppie suiker

Metode

Plaas die water en suiker in 'n kastrol en bring tot kookpunt en verminder die vloeistof met die helfte tot 'n eenvoudige stroop, laat afkoel. Maak die nektariens en perskes fyn en plaas in 'n bak saam met die bloubessies. Gooi die afgekoelde stroop daaroor. Voeg suurlemoenskil, tiemie, suurlemoensap en gemmer by. Meng en bedek met kleefplastiek, plaas in yskas en laat dit vir 'n uur masereer. Bedien vinnig.

Lekker!

Broccoli slaai resep

Bestanddele

sout

6 koppies broccoli blommetjies

1/2 koppie geroosterde amandels

1/2 koppie gaar spekvleis

¼ koppie gekapte ui

1 koppie bevrore ertjies, ontdooi

1 koppie mayonnaise

appelasyn

¼ koppie heuning

Metode

Bring 'n groot pan soutwater met 'n eetlepel. sout, kook. Voeg die broccoli-blommetjies by. Kook vir 2 minute, afhangende van die verlangde brosheid van die broccoli. 1 minuut gee die broccoli 'n heldergroen kleur en laat dit steeds lekker bros. Stel jou reguleerder en kook vir nie meer as 2 minute nie. In 'n groot opdienbak, kombineer broccoliflorette, gekrummelde spekvleis, amandels, gekapte ui en ertjies in 'n aparte poedingbak, klits mayonnaise, asyn en heuning saam en draai om goed te meng, verkoel goed. Bedien vinnig.

Lekker!

Resep vir broccolislaai met oranje bosbessievinaigrette

Bestanddele

2 eetlepels. balsamiese asyn

½ koppie versoete gedroogde bosbessies

2 eetlepels. volgraan mosterd

2 eetlepels. Rooiwynasyn

1 knoffelhuisie

½ koppie lemoensap

2-3 snye lemoenskil

Kosher sout

6 eetlepels. groente olie

¼ koppie mayonnaise

½ kop kool

2-3 groen uie

¼ koppie gedroogde bosbessies

2-3 snye gerasperde lemoenskil

Metode

Plaas die rooiwynasyn en balsamiese asyn, mosterd, plomp gedroogde bosbessies, heuning, knoffel, lemoensap, lemoenskil en sout in 'n voedselverwerker en pols tot glad en puree tot glad. Voeg die groente-olie geleidelik by, terwyl jy meng, tot goed gemeng. Voeg dan die mayonnaise by en meng tot gemeng. Voeg gekerfde broccoli-stingels, wortels, gedroogde bosbessies, lemoenskil en kosher sout by 'n mengbak. Voeg die slaaisous by en roer totdat die slaaisous eweredig versprei is. Bedien vinnig.

Lekker!

Avokado Slaai Met Heirloom Tamaties

Bestanddele

1 1/2 gesnyde en geskil avokado's

1 1/2 tamaties, in skywe gesny

2 gesnyde groen uie of gekapte vars grasuie

Suurlemoensap uit 'n skyfie

'n Knippie growwe sout

Metode

Rangskik die avokado- en tamatieskywe op 'n bord. Drup suurlemoensap oor grasuie en growwe sout. Verwyder die pit van 'n halwe avokado wat nog in sy vel is en haal die vleis in 'n bak. Voeg die voorbereide tamatie en grasuie by en meng goed. Bedien vinnig.

Lekker!

Kardemom Sitrus Slaai Resep

Bestanddele

1 yslike robynpienk pomelo

3 kombinasies van lemoene of naeltjie lemoene of mandaryne, bloed lemoene en/of mandaryne

¼ koppie heuning

2 eetlepels. vars suurlemoen of lemmetjiesap

1/4 teelepel. gemaalde kardemom

Metode

Rol eers die vrugte uit, sny die vliese van die segmente af met 'n skerp mes. Versamel die geskilde segmente in 'n ekstra bak. Dreineer enige oortollige sap van die vrugte in 'n klein kastrol. Voeg die heuning, lemmetjiesap en kardemom by die pan. Kook vir 10 minute, verwyder dan van hitte en koel af tot kamertemperatuur. Laat staan vir 15 minute of plaas op ys tot gaar. Bedien vinnig.

Lekker!

Mielieslaai resep met kappertjies

Bestanddele

6 are suikermielies

koppie olyfolie

sjerrie-asyn

swart peper

1 teelepel. kosher sout

½ teelepel. suiker

3 ontpit tamaties, gekap

½ koppie gesnyde groen uie

230 gram vars mozzarella

basiliekruidblare

Metode

Stel jou rooster op hoë hitte en plaas die mieliekoppe in hul doppe direk op die rooster. Kook vir 15 minute, nie nodig om die mielies eers in water te onderdompel as die mielies vars is nie. As jy 'n bietjie brandwond op die mielies self wil hê, verwyder eers van die buitenste mieliedoppe sodat daar minder van 'n beskermende laag rondom die mielies is. Neem 'n groot bak en meng die mielies, mozzarella, groen uie, tamaties en slaaisous saam. Net voor opdiening, roer die vars gekapte basiliekruid by. Bedien vinnig.

Lekker!

Selderyslaai

Bestanddele

½ koppie mayonnaise

2 eetlepels. mosterd, dijon

1 eetlepel. suurlemoensap

2 eetlepels. gekapte pietersielie

545g seldery ook in kwarte geskil, geskil en grof gerasper net voor meng

½ suur groen appel, geskil, ontpit, gesny julienne

Sout en gemaalde peper

Metode

Meng mayonnaise met mosterd met suurlemoensap en pietersielie in 'n bak. Vryf die seldery met die appel en geur met sout en peper, draai toe en verkoel tot verkoel, 1 uur.

Lekker!

Fetaslaai met kersietamaties en komkommer

Bestanddele

2 of 3 koppies kersietamaties, gehalveer

1 koppie gekapte komkommer, geskil

1/4 koppie gekrummelde kaas, feta

1 eetlepel. fyngemaakte kruisementblare

1 eetlepel. origanum, vars, gekap

1 eetlepel. suurlemoensap

2 eetlepels. salotte of groen uie, fyn gekap

2 eetlepels. olyf olie

Sout

Metode

Meng die kersietamaties liggies met die komkommer, kaas, uie, kruisement en origanum. Garneer met suurlemoensap en sout en peper met olyfolie.

Lekker!

Resep vir komkommerslaai met kruisement en feta

Bestanddele

453 gram komkommers, in dun skywe gesny

¼ rooi ui fyn gekap en in 1-duim lang segmente gesny

2 - 3 rooi radyse, dun gesny

10 fyngekapte kruisementblare

wit asyn

Olyf olie

¼ pond fetakaas

varsgemaalde peper en sout

Metode

In 'n medium mengbak kombineer die gesnyde komkommers, kruisementblare, radyse, rooi ui liggies met 'n bietjie wit asyn en olyfolie, sout en varsgemaalde peper na smaak. Strooi gekrummelde fetakaas net voor opdiening oor. Bedien onmiddellik voor enige vertraging.

Lekker!

Resep vir Kersie Tamatie Orzo Slaai

Bestanddele

230 gram orzo pasta

Sout en swartpeper na smaak

1 pint gehalveerde rooi kersietamaties

1 pint geel kersietamaties, gehalveer

koppie olyfolie

230 gram gekrummelde feta

1 groot komkommer in skywe gesny en geskil

2 groen uie, fyn gekap

gekapte vars origanum

Metode

Vul 'n groot pot met water en bring tot kookpunt. Voeg die orzo by, roer sodat dit nie aan die bodem van die pan vassit nie. Kook al dente, lekker ryp, maar nog 'n bietjie ferm. Meng met die oorblywende bestanddele, tamaties, origanum, fetakaas, groen uie, komkommer en swartpeper. Bedien vinnig.

Lekker!

Komkommerslaai met Rosyne en Amandels Resep

Bestanddele

¼ koppie gesnyde amandels

1 pond geskilde komkommers

sout

1 C. gekapte knoffel

20 gesnyde groen druiwe

2 eetlepels. olyf olie

1 sjerrie of witwynasyn

2 eetlepels. gekapte grasuie, vir garnering

Metode

Sny die komkommers in die lengte in die helfte. Gebruik 'n lepel om die sade in die middel uit te skep, gooi die sade weg. As jy effens groter komkommers gebruik, sny dit weer in die lengte. Gooi om die sout eweredig oor die komkommer te bedek. Rooster die gesnyde amandels in 'n klein braaipan oor lae hitte, draai gereeld om en sit oor na 'n bak om af te koel. Kombineer amandels, komkommers, rosyne, knoffel, olyfolie en asyn in 'n groot bak en voeg nog sout by na smaak. Garneer met grasuie en sit dadelik voor.

Lekker!

Quinoa slaai resep met komkommer en kruisement

Bestanddele

1 koppie quinoa

2 koppies water

½ teelepel. kosher sout

1 groot geskilde komkommer

¼ koppie gekapte kruisement

1 groen ui fyn gekap

4 eetlepels. rysasyn

olyf olie

1 geskilde avokado

Metode

Sit quinoa in 'n medium kastrol, gooi water. Voeg 'n halwe teelepel by. sout, verminder oor lae hitte. Laat die gaar quinoa afkoel tot kamertemperatuur. Jy kan quinoa vinnig afkoel deur dit op 'n bakplaat uit te smeer. Sny die komkommer in lang skywe. Skud met gegeurde rysasyn en draai weer om. Roer die gekapte avokado liggies by en sit dadelik voor.

Lekker!

Koeskoes resep met pistache en appelkose

Bestanddele

½ koppie gekapte rooi ui

¼ koppie suurlemoensap

1 boks koeskoes

2 eetlepels. olyf olie

½ koppie rou pistache

10 gekapte gedroogde appelkose

1/3 koppie gekapte pietersielie

Metode

Plaas die gekapte ui in 'n klein bak. Druk die suurlemoensap oor die gereserveerde uie en week die uie in die suurlemoensap. Rooster die pistache in 'n klein pan oor lae hitte tot bruin. Plaas 2 koppies water in 'n medium kastrol en bring tot kookpunt. Voeg 'n eetlepel by. olyfolie en 'n eetlepel. van sout tot water; voeg die koeskoes by en kook bedek vir 5-6 minute. Roer die pistache, gekapte appelkose en pietersielie by. Meng rooi ui en suurlemoensap. Bedien vinnig.

Lekker!

Koolslaai resep

Bestanddele

½ kool, in skywe gesny

½ wortel, in skywe gesny

2 – 3 groen uie, in skywe gesny

3 eetlepels. mayonnaise

½ teelepel. geel mosterd

2 eetlepels. rysasyn

Suiker, na smaak

Sout en peper na smaak

Metode

Meng alle gekapte groente in 'n bak. Vir die slaaisous, meng mayonnaise, geel mosterd en rysasyn. Net voor opdiening, gooi die slaaisous oor die groente en sprinkel sout, peper en suiker oor. Bedien vinnig.

Lekker!

Koue ertjieslaai resep

Bestanddele

453 gram bevrore ertjies, moenie ontdooi nie

170 gram gerookte amandels, gekap, afgespoel om oortollige sout te verwyder, verkieslik met die hand

½ koppie gekapte groen uie

230 gram gekapte waterkastaiings

2/3 koppie mayonnaise

2 eetlepels. geel kerriepoeier

Sout na smaak

Peper na smaak

Metode

Kombineer bevrore groen uie, ertjies, amandels en waterkastaiings. Meng mayonnaise en kerriepoeier in 'n aparte mengbak. Roer die ertjie-mayonnaise-kombinasie liggies by. Sprinkel sout en varsgemaalde swartpeper na smaak oor. Bedien vinnig.

Lekker!

Komkommer Jogurt Slaai Resep

Bestanddele

2 komkommers, geskil en dan in skywe gesny, in die lengte in kwarte gesny

1 koppie jogurt

1 C. 'n paar teelepels of gedroogde dille of vars dille

Sout na smaak

Peper na smaak

Metode

Proe eers die komkommers om seker te maak hulle is nie suur nie. As die komkommer suur is, week die komkommerskywe in soutwater vir 'n halfuur of langer totdat die bitterheid bedaar, spoel dan af en dreineer voor gebruik. Om die slaai voor te berei, moet jy net die bestanddele saggies meng. Skud of strooi sout oor en sprinkel peper oor na smaak. Bedien vinnig.

Lekker!

Pappa se Griekse slaairesep

Bestanddele

6 eetlepels. olyf olie

2 eetlepels. vars suurlemoensap

½ teelepel. gekapte vars knoffel

4 eetlepels rooiwynasyn

½ teelepel. gedroogde origanum

½ teelepel. dille

Sout en varsgemaalde swartpeper

3 growwe pruimtamaties sonder pitte

¾ geskil en grof gekapte komkommer

½ geskil en gekapte rooi ui

1 soetrissie grof gekap

½ koppie gekapte ontpitte swart olywe

'n Groot 1/2 koppie verkrummelde fetakaas

Metode

Meng asyn, olyfolie, knoffel, suurlemoensap, origanum en dille tot gemeng. Geur met sout en varsgemaalde swartpeper. Meng tamaties, komkommer, ui, soetrissie, olywe in 'n bak. Strooi kaas oor en sit dadelik voor.

Lekker!

Papa se Aartappelslaai Resep

Bestanddele

4 medium rooi aartappels, geskil

4 eetlepels. kosher dille-piekelsap

3 eetlepels. fyngekapte dillepiekels

¼ koppie gekapte pietersielie

½ koppie gekapte rooi ui

2 selderystingels

2 gekapte groen uie

½ koppie mayonnaise

2 eetlepels. Dijon mosterd

Kosher sout en gemaalde swartpeper vir geur

Metode

Plaas die geskilde en gesnyde aartappels in 'n groot kastrol. Bedek met 'n duim soutwater. Bring die pan water tot kookpunt. Prut vir 20 minute tot net-net gaar. Haal uit pan, laat afkoel tot warm. Voeg seldery, pietersielie, groen uie en hardgekookte eier, wortels en rooipeper by. Klein deel van die houer, meng die mayonnaise met die mosterd. Sprinkel sout en peper na smaak oor. Bedien vinnig.

Lekker!

Resep vir andyvieslaai met okkerneute, pere en gorgonzola

Bestanddele

3 andyviekoppe, eers in die lengte gesny, dan dwars in 1-duim-skywe

2 eetlepels. gemaalde neute

2 eetlepels. verkrummelde gorgonzola

1 Bartlett-peer, ontkern en gekap

2 eetlepels. olyf olie

2 eetlepels. appel asyn

Sprinkel kosher sout en varsgemaalde swartpeper oor

Metode

Plaas die gesnyde andyvie in 'n groot bak. Voeg die gekrummelde gorgonzola, gekapte okkerneute en pere by, kap die pere en okkerneute fyn. Draai om te kombineer, drup olyfslaai met gekrummelde bloukaas in andyvieblare, asof dit klein bote vul, vir voorgereg. Drup appelasyn oor die slaai. Meng om te kombineer. Geur met 'n skud sout en peper. Bedien vinnig.

Lekker!

Resep vir vinkelslaai met kruisementvinaigrette

Bestanddele

1 groot vinkelbol

1 teelepel. suiker

2 suurlemoensap

¼ koppie olyfolie

½ teelepel. mosterd-

½ teelepel. sout

1 bossie gekapte vars kruisement

2 sjalotte, gekap

Metode

Sit die slaaisous bymekaar. Sit die suurlemoensap, uie, sout, mosterd, suiker en kruisement in 'n blender en meng kortliks. Met die motor aan die gang, roer die olyfolie by tot goed gemeng. Gebruik 'n mandoline, sny die vinkel in stukke van 1/8 duim, begin by die onderkant van die gloeilamp. Moenie bekommerd wees om die vinkelbol uit te boor nie, dit kan vermy word. As jy nie 'n mandolien het nie, sny die bol so fyn as moontlik. Sny ook 'n paar vinkelblare om dit saam met die slaai om te draai. Bedien vinnig.

Lekker!

Vinkel, radicchio en andyvieslaai

Bestanddele

slaai

1 kop radicchio

3 sigorei

1 groot vinkelbol

1 koppie grof gerasperde Parmesaankaas

Verband

3 eetlepels. vinkelblare

½ teelepel. mosterd-

3 eetlepels. fyn gekapte ui

2 eetlepels. suurlemoensap

1 C sout

1 C suiker

1/3 koppie olyfolie

Metode

Sny die radicchio-kop in die helfte en dan in kwarte. Neem elke kwart en sny skywe omtrent 'n sentimeter dik oor die radicchio van die punt tot by die hart. Sny dun skywe van elke kwart na die hart. Meng al die gekapte groente in 'n groot bak met die gerasperde Parmesaankaas. Voeg suurlemoensap, mosterd, ui, sout en suiker by. Bedruip met olyfolie en puree die slaaisous vir 45 sekondes. Bedien vinnig.

Lekker!

Feeslike Beet-en-sitrusslaai met boerenkool en pistache-resep

Bestanddele

10 meng rooibeet

3 bloed lemoene

1 bossie boerenkool, gerasper

1 koppie grof gekapte geroosterde pistache

¼ koppie gekapte kruisementblare

3 gekapte Italiaanse pietersielie

Verband:

2 eetlepels. suurlemoensap

1/2 koppie hoë kwaliteit ekstra suiwer olyfolie

2 kappertjies grof gekap

Sout en peper na smaak

Metode

Kook die beet apart volgens kleur. Plaas elke bondel beet in 'n houer en bedek met ongeveer 'n duim water. Voeg 'n paar eetlepels by. sout. Terwyl die beet kook, maak die slaaisous aan. Plaas al die slaaisousbestanddele in 'n bak en skud tot goed gemeng. Berei die slaai voor deur die beet, pietersielie, bo-op die boerenkool te plaas en besprinkel met gekapte geroosterde pistache. Sit voor saam met die voorbereide slaaisous.

Lekker!

Goue beet en granaat slaai resep

Bestanddele

3 goue hare beet

1 koppie gekapte rooi ui

¼ koppie rooiwynasyn

¼ koppie hoenderaftreksel

1 koppie suiker

½ teelepel. gerasperde lemoenskil

¼ koppie granaatpitte

Metode

Bak die beet en rooster dit by 375 grade F vir 'n uur en laat afkoel. Pekel en sny in halfduimblokkies. Bring die ui, asyn, aftreksel, suiker en lemoenskil tot kookpunt in 'n medium pan oor hoë hitte, roer gereeld totdat die vloeistof tot 'n eetlepel sop verminder is, sowat 5 minute. Gooi die granaatpitte in die beetmengsel en sout na smaak. Bedien vinnig.

Lekker!

Heerlike mielie en swartboontjieslaai

Bestanddele

1 eetlepel. plus 3 eetlepels. olyf olie

1/2 ui, gekap

1 koppie mieliepitte, ongeveer 2 koringore

12 eetlepels. gekapte koriander

1 15 1/2 ons. blikkie swartbone, gedreineer en afgespoel

1½ tamaties, sowat 0,5 lb, ontpit, ontpit en gekap

1½ eetlepel. Rooiwynasyn

1 C. Dijon-mosterd

Sout en peper

Metode

Hou jou oond voorverhit tot 400 grade F. Plaas 1 eetlepel. olie in 'n oondvaste pan en verhit oor hoë hitte. Braai die uie tot sag. Voeg mieliepitte by en hou aan roer tot sag. Plaas pan in voorverhitte oond en rooster tot groente goudbruin is, roer gereeld. Dit neem ongeveer 20 minute. Plaas dadelik oor na 'n bord en laat afkoel. Plaas die afgekoelde mieliemengsel in 'n bak en voeg die tamaties, koljander en boontjies by en meng goed. Voeg die asyn, mosterd, sout en peper in 'n klein bakkie by en meng goed totdat die sout opgelos is. Voeg die 3 eetlepels stadig by. olie en hou aan klits totdat al die bestanddele goed ingewerk is. Gooi hierdie slaaisous oor die mieliemengsel en sit dadelik voor.

Lekker!

Broccoli slaai

Bestanddele

4 snye spek

1/2 groot kop broccoli

1/2 klein rooi ui, fyn gekap, 1/2 koppie

3 eetlepels. goue druiwe

3 eetlepels. mayonnaise

1½ eetlepel. wit balsamiese asyn

2 eetlepels. heuning

Sout en peper

Metode

Braai die spekskywe in 'n braaipan tot bros. Dreineer op 'n kombuishanddoek en verkrummel in ½ duim stukke. Sit eenkant. Skei die blommetjies van die broccoli en sny die stingel in happiegrootte stukke. Plaas in 'n groot bak en gooi met die rosyne en ui. In 'n ander bak, kombineer die asyn en mayonnaise en meng tot glad. Gooi die heuning by en geur met sout en peper. Net voor opdiening, gooi die slaaisous oor die broccoli-mengsel en gooi om te kombineer. Garneer met gekrummelde spek en sit dadelik voor.

Lekker!

Bistro styl slaai

Bestanddele

1½ eetlepel. fyngekapte okkerneute

2 groot eiers

Bak sproei

1 sny spek, ongekook

4 koppies fynproewers groente

2 eetlepels, 0,5 onse gekrummelde bloukaas

1/2 Bartlett-peer, ontkern en in dun skywe gesny

½ eetlepel. Witwynasyn

1/2 eetlepel. Ekstra fynfilteerde olyfolie

1/4 teelepel. gedroogde dragon

1/4 teelepel. Dijon mosterd

2 snye 1-duim dik Franse baguette, gerooster

Metode

Rooster die neute in 'n klein pan totdat 'n aroma die kombuis vul. Dit sal ongeveer 3-4 minute neem wanneer dit oor hoë hitte gekook word. Haal uit en hou eenkant. Spuit twee 6-ounce vla pannetjies met kooksproei. Breek 'n eier in elke koppie deegroom. Gebruik kleefplastiek, bedek albei en mikrogolf op hoë krag vir 40 sekondes of totdat die eiers gestol is. Laat staan vir 1 minuut en verwyder op papierhanddoek. Braai die spek tot bros in 'n braaipan. Dreineer en krummel. Stoor die vet. In 'n groot bak kombineer die gekrummelde spek, geroosterde okkerneute, groenslaai, bloukaas en peer. In 'n ander klein bak, meng ongeveer 1 eetlepel. vet, asyn, olie, dragon en mosterd en klits tot gemeng. Gooi die slaaisous oor die slaai net voor opdiening en sit voor met 'n eier en baguette aan die kant.

Lekker!

Cleopatra se Hoenderslaai

Bestanddele

1 hoenderfilet

2 eetlepels. Ekstra fynfilteerde olyfolie

1/4 teelepel. fyngemaakte rooi hupstootvlokkies

4 fyngedrukte knoffelhuisies

1/2 koppie droë witwyn

1/2 lemoen, uitgedruk

'n Handvol gekapte platblaarpietersielie

Growwe natrium en swartpeper

Metode

Verhit 'n groot kleefvrye pakkie op die stoof. Voeg ekstra olyfolie by en verhit. Voeg fyngedrukte boost, fyngedrukte knoffelhuisies en hoenderborsies by. Kook die hoenderborsies tot goed bruin aan alle kante, sowat 5-6 minute. Laat die vloeistof kook en kook die filette vir nog sowat 3-4 minute, verwyder dan die pan van die hitte. Druk vars uitgedrukte lemmetjiesap oor die pluimvee en sit voor met gegeurde pietersielie en sout. Bedien dadelik.

Lekker!

Thai-Viëtnamese slaai

Bestanddele

3 Latynse blaarslaai, gekap

2 koppies vars groentesaailinge, enige verskeidenheid

1 koppie perfek gesnyde daikon of rooi radyse

2 koppies ertjies

8 groen uie, diagonaal gesny

½ ontpitte komkommer, 1/2 in die lengte in gesny

1 pint geel of rooi druiwe tamaties

1 rooi ui, in kwarte gesny en baie perfek gesny

1 seleksie uitstekende resultate vars, afgewerk

1 seleksie van vars basiliekruid resultate, afgewerk

2 x 2-ons pakkies gekapte neute, gevind in die bakgang

8 stukke amandelroosterbrood of anyssaadroosterbrood, in 1-duim-stukke gesny

1/4 koppie tamari donker sojasous

2 eetlepels. groente olie

4 tot 8 dun hoenderkoelette, afhangend van grootte

Sout en varsgemaalde swartpeper

1 pond mahi mahi

1 ryp lemmetjie

Metode

Meng al die bestanddele in 'n groot bak en bedien verkoel.

Lekker!

Kersfees Cobb Slaai

Bestanddele

Kleefwerende kooksproei vir voedselvoorbereiding

2 eetlepels. okkerneutstroop

2 eetlepels. bruinsuiker

2 eetlepels. Sider

1 pond hammeel, alles klaar, groot dobbelstene

½ lb strikdaspitte, gaar

3 eetlepels. lekker gesnyde piekels

Bibb Sla

½ koppie gesnyde rooi ui

1 koppie fyn Gouda kaas

3 eetlepels. gesnyde vars pietersielieblare

Vinaigrette, die formule volg

Gemarineerde organiese boontjies:

1 pond ertjies, krimp, in derdes gesny

1 C. gekapte knoffel

1 C. rooi vlokkies

2 eetlepels. Ekstra fynfilteerde olyfolie

1 C. wit asyn

N knippie sout

Swart peper

Metode

Voorverhit stoof tot 350 grade F. Dien kleefwerende kooksproei toe op bakskottel. In 'n medium bak, kombineer die okkerneutstroop, bruinerige glukose en appelcider. Voeg die ham by en meng goed. Plaas die hammengsel oor na die oondbak en bak tot gaar en die ham bruin is, sowat 20 tot 25 minute. Haal uit oond en hou eenkant.

Voeg graan, piekels en pietersielie by die gereg met slaaisous en gooi. Voer 'n groot opdienbak uit met Bibb-slaai en voeg die graankos by. Rangskik die rooi ui, Gouda, groen ertjies en klaargemaakte ham in rye bo-op die graan. Om te bedien.

Lekker!

Groen aartappelslaai

Bestanddele

7 tot 8 groen uie, skoongemaak, gedroog en in stukke gesny, groen en wit gekleurde dele

1 klein seleksie grasuie, in skywe gesny

1 C. Kosher sout

Varsgemaalde witpeper

2 eetlepels. die water

8 eetlepels. Ekstra fynfilteerde olyfolie

2 liggaamsgewig rooi bliss seldery, gewas

3 lourierblare

6 eetlepels. swart asyn

2 sjalotte, geskil, in die lengte in kwarte gesny, dun gesny

2 eetlepels. romerige Dijon-mosterd

1 eetlepel. kappertjies gesny

1 C. kappertjie vloeistof

1 klein bossie dragon, fyn gekap

Metode

Meng die sjalotte en grasuie in 'n blender. Geur met sout. Voeg water by en meng. Gooi 5 eetlepels. ekstra suiwer olyfolie stadig deur die bokant van die blender en meng tot glad. Bring die seldery tot kookpunt in 'n pan met water en verminder die hitte tot laag. Geur die water met 'n knippie sout en voeg die lourierblare by. Prut die seldery tot sag wanneer dit met die punt van 'n mes deurboor word, sowat 20 minute.

Meng die swart asyn, salotte, mosterd, kappertjies en dragon in 'n bak wat groot genoeg is om die seldery te hou. Roer die oorblywende ekstra suiwer olyfolie by. Dreineer die seldery en gooi die lourierblare weg.

Plaas die seldery in die bak en druk dit saggies met die tande van 'n vurk fyn. Geur liggies met boost en natrium en meng goed. Voltooi deur die mengsel van groen uie en ekstra suiwer olyfolie by te voeg. Meng goed. Hou warm by 70 grade tot gereed om te bedien.

Lekker!

Gebrande lamsslaai

Bestanddele

3 are suikermielies

1/2 koppie gesnyde uie

1/2 koppie gesnyde soetrissie

1/2 koppie gekapte tamaties

Sout, na smaak

Vir die vinaigrette

2 eetlepels. Olyf olie

2 eetlepels. Suurlemoensap

2 eetlepels. Russie poeier

Metode

Mieliekolwe moet oor matige hitte gerooster word tot liggies verkool. Na die rooster moet die pitte van die mieliekoppe met 'n mes verwyder word. Neem nou 'n bak en meng die korrels, gekapte uie, soetrissies en tamaties met sout, sit die bak eenkant. Maak nou die slaaisous vir die slaai deur die olyfolie, suurlemoensap en brandrissiepoeier te meng en sit dit dan in die yskas. Voor opdiening, gooi die vinaigrette oor die slaai en bedien.

Lekker!

Kool en druiweslaai

Bestanddele

2 kool, gesnipper

2 koppies gehalveerde groen druiwe

1/2 koppie fyngekapte koljander

2 groen brandrissies, fyn gekap

Olyf olie

2 eetlepels. Suurlemoensap

2 eetlepels. Gepoeierde suiker

Sout en peper na smaak

Metode

Om die slaaisous voor te berei, plaas die olyfolie, suurlemoensap met suiker, sout en peper in 'n bak en meng goed en verkoel dan. Gooi nou die res van die bestanddele in 'n ander bak, meng goed en hou eenkant. Voordat jy die slaai bedien, voeg die verkoelde slaaisous by en gooi liggies.

Lekker!

sitrusslaai

Bestanddele

1 koppie volgraan pasta, gaar

1/2 koppie gesnyde soetrissie

1/2 koppie wortels, geblansjeer en gekap

1 groen ui, fyn gekap

1/2 koppie lemoene, in skywe gesny

1/2 koppie soet lemmetjiewiggies

1 koppie boontjiespruite

1 koppie wrongel, lae vet

2-3 eetlepels. mint blare

1 C. Mosterdpoeier

2 eetlepels. gegranuleerde suiker

Sout, na smaak

Metode

Om die vinaigrette voor te berei, voeg die wrongel, kruisementblare, mosterdpoeier, suiker en sout by 'n bak en meng goed totdat die suiker opgelos is. Meng die res van die bestanddele in 'n ander bak en sit eenkant om te rus. Voor opdiening, voeg die slaaisous by die slaai en bedien verkoel.

Lekker!

Vrugteslaai en blaarslaai

Bestanddele

2-3 slaaiblare, in stukke geskeur

1 papaja, in stukkies

½ koppie druiwe

2 lemoene

½ koppie aarbeie

1 waatlemoen

2 eetlepels. Suurlemoensap

1 eetlepel. heuning

1 C. Rooirissievlokkies

Metode

Plaas die suurlemoensap, heuning en brandrissievlokkies in 'n bak en meng goed en hou eenkant. Neem nou die res van die bestanddele in 'n ander bak en meng dit goed. Voor opdiening, voeg die slaaisous by die slaai en bedien dadelik.

Lekker!

Appel en blaarslaai

Bestanddele

1/2 koppie puree kantaloep

1 C. Komynsaad, gerooster

1 C. Koljander

Sout en peper na smaak

2-3 Blaarslaai, in stukke geskeur

1 kool, gerasper

1 wortel, gerasper

1 soetrissie, in blokkies gesny

2 eetlepels. Suurlemoensap

½ koppie druiwe, gekap

2 appels, gekap

2 groen uie, gekap

Metode

Plaas die Brusselse spruite, blaarslaai, gerasperde wortels en soetrissies in 'n kastrol en bedek met koue water en bring tot kookpunt en kook tot bros, dit kan tot 30 minute neem. Dreineer hulle nou en bind dit in 'n lap vas en sit dit in die yskas. Nou moet die appels met suurlemoensap in 'n bak geneem en afgekoel word. Neem nou die res van die bestanddele in 'n bak en meng dit goed. Sit die slaai dadelik voor.

Lekker!

Slaai van boontjies en peper

Bestanddele

1 koppie rooi nierboontjies, gaar

1 koppie kekerertjies, geweek en gaar

Olyf olie

2 uie, gekap

1 C. Koljander, gekap

1 soetrissie

2 eetlepels. Suurlemoensap

1 C. Rissiepoeier

Sout

Metode

Die soetrissies word met 'n vurk deurboor en dan met olie gesmeer en dan oor lae hitte gerooster. Week nou die soetrissies in koue water, verwyder dan die gebrande skil en sny in skywe. Meng die oorblywende bestanddele met die paprika en meng goed. Laat dit vir 'n uur of meer afkoel voordat dit bedien word.

Lekker!!

Wortel dadelslaai

Bestanddele

1½ koppies wortels, gerasper

1 kop blaarslaai

2 eetlepels. amandels, gerooster en gekap

Heuning en suurlemoen vinaigrette

Metode

Sit die gerasperde wortels in 'n pan koue water, hou dit vir sowat 10 minute en dreineer. Nou moet dieselfde met die kop blaarslaai herhaal word. Sit nou die wortels en blaarslaai saam met die ander bestanddele in 'n bak en sit dit in die yskas voor opdiening. Bedien die slaai besprinkel met geroosterde en gekapte amandels.

Lekker!!

Romerige Peperslaaisous

Bestanddele

2 koppies mayonnaise

1/2 koppie melk

Die water

2 eetlepels. appel asyn

2 eetlepels. Suurlemoensap

2 eetlepels. Parmesaankaas

Sout

'n Sleutel warm pepersous

'n Skeut Worcestersous

Metode

Neem 'n groot bak, versamel al die bestanddele daarin en meng dit goed sodat daar geen klonte is nie. Wanneer die mengsel die verlangde romerige tekstuur bereik het, gooi dit in jou vars groente- en vrugteslaai en die slaai met sous is gereed om te bedien. Hierdie romerige en pittige pepersous pas nie net by slaaie nie, maar kan ook saam met hoender, hamburgers en toebroodjies bedien word.

Lekker!

Hawaiiaanse slaai

Bestanddele

Vir die lemoenvinaigrette

'n Eetlepel. mieliemeel

Sowat 'n koppie lemoenpampoentjies

1/2 koppie lemoensap

Kaneelpoeier

Vir die slaai

5-6 slaaiblare

1 pynappel, in blokkies gesny

2 piesangs, in stukke gesny

1 komkommer, in blokkies gesny

2 tamaties

2 lemoene, in skywe gesny

4 swart dadels

Sout, na smaak

Metode

Om die slaaisous voor te berei, neem 'n bak en meng die mieliestysel in die lemoensap. Voeg dan die lemoenpampoentjies by die bak en kook tot die tekstuur van die slaaisous verdik. Vervolgens moet kaneelpoeier en brandrissiepoeier by die bak gevoeg word en dan vir 'n paar uur in die yskas geplaas word. Berei dan die slaai voor, sit die slaaiblare in 'n bak en sit dit vir ongeveer 15 minute onder water. Sit nou die gesnyde tamaties in 'n bak met die pynappelstukke, appel, piesang, komkommer en lemoensegmente met sout na smaak en meng goed. Voeg dit nou by die slaaiblare en gooi die verkoelde slaaisous oor die slaai voor opdiening.

Lekker!!

Gebrande lamsslaai

Bestanddele

'n Pakkie suikermielies op die kop

1/2 koppie gesnyde uie

1/2 koppie gesnyde soetrissie

1/2 koppie gekapte tamaties

Sout, na smaak

Vir die vinaigrette

Olyf olie

Suurlemoensap

Russie poeier

Metode

Mieliekolwe moet oor matige hitte gerooster word tot liggies verkool, na gerooster moet die pitte met 'n mes van die mieliekoppe verwyder word. Neem nou 'n bak en meng die korrels, gekapte uie, soetrissies en tamaties met sout, sit die bak eenkant. Maak nou die slaaisous vir die slaai deur die olyfolie, suurlemoensap en brandrissiepoeier te meng en sit dit dan in die yskas. Voor opdiening, gooi die vinaigrette oor die slaai en bedien.

Lekker!

Kool en druiweslaai

Bestanddele

1 kopkool, gerasper

Sowat 2 koppies groen druiwe, gehalveer

1/2 koppie fyngekapte koljander

3 groen brandrissies, fyn gekap

Olyf olie

Suurlemoensap, na smaak

Gepoeierde suiker, na smaak

Sout en peper na smaak

Metode

Om die slaaisous voor te berei, plaas die olyfolie, suurlemoensap met suiker, sout en peper in 'n bak en meng goed en verkoel dan. Gooi nou die res van die bestanddele in 'n ander bak en hou dit eenkant. Voordat jy die slaai bedien, voeg die verkoelde slaaisous by en gooi liggies.

Lekker!!

sitrusslaai

Bestanddele

Sowat 'n koppie volgraanpasta, gaar

1/2 koppie gesnyde soetrissie

1/2 koppie wortels, geblansjeer en gekap

Sprietuie. versnipper

1/2 koppie lemoene, in skywe gesny

1/2 koppie soet lemmetjiewiggies

'n Koppie boontjiespruite

Omtrent 'n koppie wrongel, lae vet

2-3 eetlepels. mint blare

Mosterdpoeier, na smaak

Gepoeierde suiker, na smaak

Sout

Metode

Om die vinaigrette voor te berei, voeg die wrongel, kruisementblare, mosterdpoeier, suiker en sout by 'n bak en meng goed. Meng nou die res van die bestanddele in 'n ander bak en sit eenkant om te rus. Voor opdiening, voeg die slaaisous by die slaai en bedien verkoel.

Lekker!!

Vrugteslaai en blaarslaai

Bestanddele

4 slaaiblare, in stukke geskeur

1 papaja, in stukkies

1 koppie druiwe

2 lemoene

1 koppie aarbeie

1 waatlemoen

½ koppie suurlemoensap

1 C. Soet liefling

1 C. Rooirissievlokkies

Metode

Plaas die suurlemoensap, heuning en brandrissievlokkies in 'n bak en meng goed en hou eenkant. Neem nou die res van die bestanddele in 'n ander bak en meng dit goed. Voor opdiening, voeg die vinaigrette by die slaai.

Lekker!

Hoender-kerrieslaai

Bestanddele

2 hoenderborsies sonder vel, gaar en gehalveer

3-4 selderystingels, gekap

1/2 koppie mayonnaise, lae vet

2-3 eetlepels. kerriepoeier

Metode

Neem die gaar hoenderborsies sonder vel saam met die res van die bestanddele, seldery, laevet mayonnaise, kerriepoeier in mediumgrootte bakkies en meng goed. So hierdie heerlike en maklike resep is gereed om voor te sit. Hierdie slaai kan as toebroodjievulsel met blaarslaai op brood gebruik word.

Lekker!!

Aarbei spinasie slaai

Bestanddele

2 eetlepels. sesamsaad

2 eetlepels. papawer saad

2 eetlepels. Wit suiker

Olyf olie

2 eetlepels. soetrissie

2 eetlepels. wit asyn

2 eetlepels. Worcestersous

Gekapte ui

Spinasie, afgespoel en in stukke geskeur

'n liter aarbeie, in stukkies gesny

Minder as 'n koppie amandels, silwer en geblansjeer

Metode

Neem 'n mediumgrootte bak; meng papawersaad, sesamsaad, suiker, olyfolie, asyn en paprika met Worcestersous en ui. Meng dit goed en bedek dit, vries dit dan vir ten minste 'n uur. Neem nog 'n bak en meng die spinasie, aarbeie en amandels saam, gooi die speserymengsel in en verkoel die slaai vir minstens 15 minute voor opdiening.

Lekker!

Soet koolslaai in die restaurant

Bestanddele

'n 16-ons sak koolslaaimengsel

1 ui, gekap

Minder as 'n koppie romerige slaaisous

Groente olie

1/2 koppie wit suiker

Sout

papawer saad

wit asyn

Metode

Neem 'n groot bak; meng die koolslaai en uie saam. Neem nou 'n ander bak en meng die slaaisous, groente-olie, asyn, suiker, sout en papawersaad saam. Nadat jy dit goed gemeng het, voeg die mengsel by die koolslaaimengsel en bedek dit goed. Voordat jy die heerlike slaai bedien, hou dit vir ten minste 'n uur of twee in die yskas.

Lekker!

Klassieke macaroni slaai

Bestanddele

4 koppies elmboog macaroni, ongekook

1 koppie mayonnaise

Minder as 'n koppie gedistilleerde wit asyn

1 koppie wit suiker

1 C. geel mosterd

Sout

Swartpeper, gemaal

'n Groot ui, fyn gekap

Sowat 'n koppie gerasperde wortels

2-3 selderystingels

2 brandrissies, fyn gekap

Metode

Neem 'n groot pan en gooi bietjie soutwater daarin en bring dit tot kookpunt, voeg die macaroni daarby en kook dit en laat dit afkoel vir ongeveer 10 minute en dreineer dit dan. Neem nou 'n groot bak en voeg die asyn, mayonnaise, suiker, asyn, mosterd, sout en peper by en meng goed. Wanneer alles goed gemeng is, voeg die seldery, groen brandrissies, brandrissies, wortels en macaroni by en meng weer goed. Wanneer al die bestanddele goed gemeng is, laat dit vir minstens 4-5 uur in die yskas sit voordat die heerlike slaai bedien word.

Lekker!

Peerslaai met Roquefortkaas

Bestanddele

Blaarslaai, in stukke geskeur

Sowat 3-4 pere, geskil en gekap

'n Boks gerasperde of gekrummelde Roquefortkaas

Groen uie, in skywe gesny

Sowat 'n koppie wit suiker

1/2 blikkie pekanneute

Olyf olie

2 eetlepels. Rooiwynasyn

Mosterd, na smaak

'n knoffelhuisie

Sout en swartpeper, na smaak

Metode

Neem 'n kastrol en verhit die olie oor matige hitte, meng dan die suiker met die pekanneute daarin en hou aan roer totdat die suiker gesmelt en die pekanneute gekarameliseer is, laat dit dan afkoel. Neem nou nog 'n bak en voeg die olie, asyn, suiker, mosterd, knoffel, sout en swartpeper by en meng goed. Meng nou die blaarslaai, pere en bloukaas, avokado en groen uie in 'n bak, voeg dan die slaaisousmengsel by, sprinkel gekarameliseerde pekanneute oor en bedien.

Lekker!!

Barbie se tuna slaai

Bestanddele

'n Blikkie albakoor tuna

½ koppie mayonnaise

'n Eetlepel. Parmesaankaas

Soet piekel, na smaak

Uievlokkies, na smaak

Kerriepoeier, na smaak

Gedroogde pietersielie, na smaak

Gedroogde dille, na smaak

Knoffelpoeier, na smaak

Metode

Neem 'n bak en voeg al die bestanddele by en meng goed. Laat hulle vir 'n uur afkoel voor opdiening.

Lekker!!

Vakansie hoenderslaai

Bestanddele

1 pond hoendervleis, gaar

'n Koppie mayonnaise

'n C. peper

Sowat twee koppies gedroogde bosbessies

2 groen uie, fyn gekap

2 groen soetrissies, fyn gekap

1 koppie pekanneute, gekap

Sout en swartpeper, na smaak

Metode

Neem 'n mediumgrootte bak, meng die mayonnaise, paprika en geur na smaak en voeg sout by indien nodig. Neem nou die bosbessies, seldery, soetrissies, uie en okkerneute en meng dit goed. Nou moet die gekookte hoender bygevoeg word en dan weer goed meng. Geur na smaak en voeg gemaalde swartpeper by indien nodig. Laat afkoel vir ten minste 'n uur voor opdiening.

Lekker!!

Mexikaanse boontjieslaai

Bestanddele

'n Blikkie swartbone

'n Blikkie rooibone

'n Blikkie cannellini-bone

2 groen soetrissies, fyn gekap

2 rooi soetrissies

'n Pakkie bevrore mieliepitte

1 rooi ui, fyn gekap

Olyf olie

1 eetlepel. Rooiwynasyn

½ koppie suurlemoensap

Sout

1 knoffel, fyngedruk

1 eetlepel. Koljander

1 C. Komyn, gemaal

Swart peper

1 C. Pepersous

1 C. Rissiepoeier

Metode

Neem 'n bak en meng die boontjies, soetrissies, bevrore mielies en rooi uie saam. Neem nou nog 'n klein bakkie, meng die olie, rooiwynasyn, suurlemoensap, koljander, komyn, swartpeper, geur en voeg die warm sous met die brandrissiepoeier by. Voeg die slaaisousmengsel by en meng goed. Laat hulle vir so 'n uur of twee afkoel voordat dit bedien word.

Lekker!!

Bacon Ranch Pasta Slaai

Bestanddele

'n Boks ongekookte driekleur rotini-pasta

9-10 snye spekvleis

'n Koppie mayonnaise

Dressing mengsel

1 C. Knoffelpoeier

1 C. Knoffelpeper

1/2 koppie melk

1 tamatie, in stukkies

'n Blikkie swart olywe

'n Koppie cheddarkaas, gerasper

Metode

Neem soutwater in 'n kastrol en bring tot kookpunt. Kook die pasta daarin tot sag vir sowat 8 minute. Neem nou 'n pan en verhit die olie in 'n pan en braai die spekrepies daarin. Sodra dit gaar is, dreineer en kap. Neem nog 'n bak en voeg die res van die bestanddele by en voeg dit by die pasta en spekvleis. Bedien wanneer goed gemeng.

Lekker!!

Aartappelslaai met rooi skil

Bestanddele

4 nuwe rooi aartappels, skoongemaak en gewas

2 eiers

'n Pond spek

Ui, fyn gekap

'n Stingel seldery, fyn gekap

Sowat 2 koppies mayonnaise

Sout en peper na smaak

Metode

Gooi soutwater in 'n pan en bring dit tot kookpunt, voeg dan die nuwe aartappels by die pan en kook vir sowat 15 minute tot sag. Dreineer dan die aartappels en laat dit afkoel. Neem nou die eiers in 'n pan en bedek dit met koue water, bring dan die water tot kookpunt, verwyder die pan van die hitte en hou eenkant. Kook die spekrepies, dreineer en hou eenkant. Voeg nou en bestanddele met aartappels en spek by en meng goed. Koel dit af en bedien.

Lekker!!

Swartboontjie en koeskoes slaai

Bestanddele

'n Koppie koeskoes, ongekook

Sowat twee koppies hoenderbouillon

Olyf olie

2-3 eetlepels. Lemmetjie sap

2-3 eetlepels. Rooiwynasyn

Komyn

2 groen uie, gekap

1 rooi soetrissie, gekap

Koljander, vars gekap

'n Koppie bevrore mieliepitte

Twee blikkies swart boontjies

Sout en peper na smaak

Metode

Kook die hoenderbouillon, roer die koeskoes by, kook dit onder die pan en hou eenkant. Meng nou die olyfolie, lemmetjiesap, asyn en komyn en voeg die uie, soetrissie, koljander, mielies, bone en pels by. Meng nou al die bestanddele saam en laat dit vir 'n paar uur afkoel voor opdiening.

Lekker!!

Griekse Hoenderslaai

Bestanddele

2 koppies hoendervleis, gaar

1/2 koppie wortels, in skywe gesny

1/2 koppie komkommer

Sowat 'n koppie swart olywe, gekap

Sowat 'n koppie fetakaas, gerasper of verkrummel

Italiaanse dressing

Metode

Neem 'n groot bak, neem die gaar hoender, wortels, komkommer, olywe en kaas en meng dit goed. Voeg nou die slaaisousmengsel by en meng weer goed. Sit nou die bak in die yskas en bedek dit. Bedien koel.

Lekker!!

Fancy hoenderslaai

Bestanddele

½ koppie mayonnaise

2 eetlepels. appel asyn

1 knoffel, fyngekap

1 C. Vars dille, fyn gekap

Een pond vel- en ontbeende gaar hoenderborsies

½ koppie fetakaas, gerasper

1 rooi soetrissie

Metode

Mayonnaise, asyn, knoffel en dille moet goed gemeng word en vir ten minste 6-7 uur of oornag verkoel word. Nou moet die hoender, soetrissies en kaas ingegooi word en dan vir 'n paar uur laat afkoel en dan die gesonde en heerlike slaairesep voorsit.

Lekker!!

Vrugtige hoenderkerrieslaai

Bestanddele

4-5 hoenderborsies, gaar

'n Stingel seldery, fyn gekap

Groen uie

Oor 'n koppie goue rosyne

Appel, geskil en in skywe gesny

Pekanneute, gerooster

Groen druiwe, ontpit en gehalveer

kerriepoeier

'n Koppie lae-vet mayonnaise

Metode

Neem 'n groot bak en neem al die bestanddele soos seldery, uie, rosyne, gesnyde appels, geroosterde pekanneute, pitlose groen druiwe met kerriepoeier en mayonnaise en meng dit goed. Sodra hulle goed gemeng is, laat hulle vir 'n paar minute rus en bedien die heerlike en gesonde hoenderslaai.

Lekker!!

Heerlike hoenderkerrieslaai

Bestanddele

Sowat 4-5 vellose, ontbeende hoenderborsies, gehalveer

'n Koppie mayonnaise

Oor 'n koppie blatjang

'n C. kerriepoeier

Oor 'n c. peper

Pekanneute, sowat 1 koppie, gekap

1 koppie druiwe, ontpit en gehalveer

1/2 koppie uie, fyn gekap

Metode

Neem 'n groot pan, kook die hoenderfilette vir sowat 10 minute daarin en skeur dit met 'n vurk in stukke wanneer dit gaar is. Dreineer hulle dan en laat hulle afkoel. Neem nou nog 'n bak en voeg die mayonnaise, blatjang, kerriepoeier en peper by en meng alles saam. Vou dan die gaar en gesnipperde hoenderborsies by die mengsel in en voeg die pekanneute, kerriepoeier en peper by. Verkoel die slaai vir 'n paar uur voor opdiening. Hierdie slaai is 'n ideale keuse vir hamburgers en toebroodjies.

Lekker!

Pittige wortelslaai

Bestanddele

2 wortels, gekap

1 knoffel, fyngekap

Ongeveer 'n koppie water 2-3 eetlepels. Suurlemoensap

Olyf olie

Sout, na smaak

Peper na smaak

rooipepervlokkies

Pietersielie, vars en gekap

Metode

Sit die wortels in die mikrogolfoond en kook dit saam met die gekapte knoffel en water vir 'n paar minute. Verwyder uit die mikrogolf wanneer die wortel sag en sag is. Dreineer dan die wortels en sit dit eenkant. Nou moet suurlemoensap, olyfolie, pepervlokkies, sout en pietersielie by die bak met wortels gevoeg word en goed meng. Laat afkoel vir 'n paar uur en die heerlike pittige slaai is gereed om voor te sit.

Lekker!!

Asiatiese appelslaai

Bestanddele

2-3 eetlepels. Rysasyn 2-3 eetlepels. Lemmetjie sap

Sout, na smaak

Suiker

1 C. vissous

1 jicama julienned

1 appel, in stukkies

2 groen uie, fyn gekap

kruisement

Metode

Die rysasyn, sout, suiker, lemmetjiesap en vissous moet goed in 'n mediumgrootte bak gemeng word. Wanneer dit goed gemeng is, moet die julienne jicamas met die gekapte appels in die bak gemeng word en goed gegooi word. Dan moet die salotte en kruisement bygevoeg en gemeng word. Voordat jy die slaai saam met jou toebroodjie of burger bedien, laat dit afkoel.

Lekker!!

Squash en orzo slaai

Bestanddele

1 zucchini

2 groen uie, gekap

1 geel pampoen

Olyf olie

'n Boks gekookte orzo

dille

Pietersielie

½ koppie bokkaas, gerasper

Peper en sout na smaak

Metode

Courgette, gekapte groen uie met geel stampmielies moet in olyfolie oor matige hitte gebraai word. Dit moet vir 'n paar minute gekook word tot sag. Sit dit nou in 'n bak en gooi die gaar orzo in die bak, saam met die pietersielie, gerasperde bokkaas, dille, sout en peper, en gooi weer. Laat die slaai vir 'n paar uur afkoel voor opdiening.

Lekker!!

Waterkersslaai met vrugte

Bestanddele

1 waatlemoen, in blokkies gesny

2 perskes, in kwarte gesny

1 bossie waterblommetjies

Olyf olie

½ koppie suurlemoensap

Sout, na smaak

Peper na smaak

Metode

Die waatlemoenblokkies en perskewiggies moet saam met die waterblommetjies in 'n medium bak gegooi word en dan met olyfolie en lemmetjiesap bedruip word. Geur dan na smaak en voeg sout en peper na smaak by. Wanneer alle bestanddele maklik en goed gemeng is, hou eenkant of verkoel ook vir 'n paar uur, dan is die heerlik gesonde smaak vrugteslaai gereed om bedien te word.

Lekker!!

Cesar slaai

Bestanddele

3 knoffelhuisies, fyngekap

3 Ansjovis

½ koppie suurlemoensap

1 C. Worcestersous

Olyf olie

'n Eiergeel

1 Romeinse beker

½ koppie Parmesaankaas, gerasper

Croutons

Metode

Gekapte knoffelhuisies met ansjovis en suurlemoensap moet fyngedruk word, dan moet Worcestersous daarby gevoeg word saam met sout, peper en eiergeel, en meng weer tot glad. Hierdie mengsel moet gemaak word met 'n menger op 'n stadige stelling, nou moet die olyfolie stadig en geleidelik bygevoeg word, dan moet die romaine ingegooi word. Daarna moet die mengsel vir 'n rukkie opsy gesit word. Sit die slaai voor met 'n garnering van Parmesaankaas en croutons.

Lekker!!

Mango hoenderslaai

Bestanddele

2 hoenderborsies, sonder been, in stukke gesny

Groen mesclun

2 mango's, in blokkies gesny

¼ koppie suurlemoensap

1 C. Gemmer, gerasper

2 eetlepels. heuning

Olyf olie

Metode

Suurlemoensap en heuning moet in 'n bak geklits word, voeg dan gerasperde gemmer en olyfolie by. Nadat jy die bestanddele goed in die bak gemeng het, hou dit eenkant. Vervolgens moet die hoender gerooster word, dan afgekoel word, en sodra dit afgekoel is, skeur hy die hoender in gebruikersvriendelike blokkies. Haal dan die hoender uit die bak en meng dit goed met die groente en mango's. Nadat jy al die bestanddele goed gemeng het, hou dit eenkant om af te koel en bedien die heerlike en interessante slaai.

Lekker!!

Lemoenslaai met mozzarella

Bestanddele

2-3 lemoene, in skywe gesny

Mozzarella

Vars basiliekruidblare, in stukke geskeur

Olyf olie

Sout, na smaak

Peper na smaak

Metode

Die mozzarella en die lemoenskywe word met die geskeurde vars basiliekruidblare gemeng. Nadat jy goed gemeng het, drup olyfolie oor die mengsel en geur na smaak. Voeg dan sout en peper na smaak by indien nodig. Laat die slaai vir 'n paar uur afkoel voor opdiening, dit sal die slaai die regte geure gee.

Lekker!!

Drie boontjieslaai

Bestanddele

1/2 koppie asyn

Omtrent 'n koppie suiker

'n Koppie groente-olie

Sout, na smaak

½ koppie groenbone

½ koppie wasbone

½ koppie rooi nierboontjies

2 rooi uie, fyn gekap

Sout en peper na smaak

pietersielieblare

Metode

Appelasyn met groente-olie, suiker en sout moet in 'n kastrol geplaas word en tot kookpunt gebring word, voeg dan die boontjies met gekapte rooi uie daarby, en marineer dan vir ten minste 'n uur. Na 'n uur, geur met sout, voeg sout en peper by indien nodig en bedien met vars pietersielie.

Lekker!!

Miso tofu slaai

Bestanddele

1 C. Gemmer, fyn gekap

3-4 eetlepels. miso

Die water

1 eetlepel. rys wyn asyn

1 C. Sojasous

1 C. Chili-pasta

1/2 koppie grondboontjieolie

1 babaspinasie, fyn gekap

½ koppie tofu, in stukke gesny

Metode

Gekapte gemmer moet fyngedruk word met miso, water, ryswynasyn, sojasous en brandrissiepasta. Dan moet hierdie mengsel met 'n halwe koppie grondboontjieolie gemeng word. Sodra dit goed gemeng is, voeg die blokkies tofu en gekapte spinasie by. Verkoel en bedien.

Lekker!!

Japannese radyseslaai

Bestanddele

1 waatlemoen, in skywe gesny

1 radyse, in skywe gesny

1 sjalot

1 klomp jong lote

Mirin

1 C. ryswynasyn

1 C. Sojasous

1 C. Gemmer, gerasper

Sout

sesamolie

Groente olie

Metode

Neem waatlemoen, radyse met sprietuie en groente in 'n bak en hou dit eenkant. Neem nou 'n ander bak, voeg mirin, asyn, sout, gerasperde gemmer, sojasous met sesamolie en groente-olie by en meng goed. Wanneer die bestanddele in die bak goed gemeng is, verdeel hierdie mengsel oor die bak met waatlemoene en radyse. Dus is die interessante, maar baie smaaklike slaai gereed om bedien te word.

Lekker!!

Suidwes Cobb

Bestanddele

1 koppie mayonnaise

1 koppie karringmelk

1 C. Warm Worcestersous

1 C. Koljander

3 groen uie

1 eetlepel. Lemoen skil

1 knoffel, fyngekap

1 Romeinse beker

1 avokado, in blokkies gesny

jicama

½ koppie skerp kaas, gerasper of verkrummel

2 lemoene, in skywe gesny

Sout, na smaak

Metode

Mayonnaise en karringmelk moet fyngemaak word met warm Worcestersous, groen uie, lemoenskil, koljander, gemaalde knoffel en sout. Neem nou nog 'n bak en meng die romaine, avokado's en jicamas met die lemoene en gerasperde kaas. Gooi nou die karringmelkpuree oor die bak lemoene en hou eenkant voor opdiening om die regte geur van die slaai te kry.

Lekker!!

Pasta Caprese

Bestanddele

1 pakkie fusilli

1 koppie Mozzarella, in blokkies gesny

2 tamaties, ontpit en gekap

Vars basiliekruidblare

¼ koppie dennepitte, gerooster

1 knoffel, fyngekap

Sout en peper na smaak

Metode

Die fusilli moet volgens die instruksies gaargemaak word en dan in die yskas gebêre word. Sodra dit afgekoel het, gooi dit met mozzarella, tamaties, geroosterde dennepitte, gemaalde knoffel en basiliekruidblare en geur na smaak, voeg sout en peper by indien nodig. Sit al die slaaimengsel eenkant om af te koel en bedien dan saam met jou toebroodjies of hamburgers of enige van jou maaltye.

Lekker!!

Gerookte forelslaai

Bestanddele

2 eetlepels. appel asyn

Olyf olie

2 sjalotte, gekap

1 C. Peperwortel

1 C. Dijon-mosterd

1 C. Soet liefling

Sout en peper na smaak

1 blikkie gerookte forel, verkrummel

2 appels, in skywe gesny

2 beet, in skywe gesny

Vuurpylskip

Metode

Neem 'n groot bak en meng die gekrummelde gerookte forel met juliennes van appels, beet en rucola en sit die bak eenkant. Neem nou 'n ander bak en meng die asyn, olyfolie, peperwortel, fyn sjalotte, heuning en Dijon-mosterd saam, geur die mengsel en voeg sout en peper by indien nodig, na jou eie smaak. Neem nou hierdie mengsel en gooi dit oor die bak julienne-appels en meng goed en bedien die slaai.

Lekker!!

boontjie eierslaai

Bestanddele

1 koppie groenbone, geblansjeer

2 radyse, in skywe gesny

2 eiers

Olyf olie

Sout en peper na smaak

Metode

Eiers moet eers gekook word, dan gemeng word met geblansjeerde groenbone, gesnyde radyse. Meng dit goed, bedruip met olyfolie en voeg sout en peper na smaak by. Sodra al die bestanddele goed gemeng is, hou dit eenkant en laat dit afkoel. Wanneer die mengsel afgekoel het, is die slaai gereed om voor te sit.

Lekker!!

Ambros slaai

Bestanddele

1 koppie klappermelk

2-3 snye lemoenskil

'n Paar druppels vanieljegeursel

1 koppie druiwe, in skywe gesny

2 mandaryne, in skywe gesny

2 appels, in skywe gesny

1 klapper, gerasper en gerooster

10-12 okkerneute, fyngemaak

Metode

Neem 'n mediumgrootte bak en meng die klappermelk, lemoenskil met vanieljegeursel. Sodra dit goed geklits is, voeg die gesnyde mandaryn by saam met die gesnyde appels en druiwe. Nadat jy al die bestanddele goed gemeng het, sit dit vir 'n uur of twee in die yskas voor jy die heerlike slaai bedien. Wanneer die slaai afgekoel het, bedien die slaai saam met 'n toebroodjie of hamburgers.

Lekker!!

Kwartslaai

Bestanddele

'n Koppie mayonnaise

'n Koppie bloukaas

1/2 koppie karringmelk

'n sjalot

Suurlemoenskil

Worcestersous

Vars pietersielieblare

Ysbergwiggies

1 hardgekookte eier

1 koppie spek, verkrummel

Sout en peper na smaak

Metode

Die mayonnaise met bloukaas, karringmelk, sjalot, sous, suurlemoenskil en pietersielie word fyngemaak. Nadat jy die puree gemaak het, geur na smaak en voeg sout en peper na smaak by indien nodig. Neem nou nog 'n bak en gooi die ysbergwiggies in die bak met die duiweleier sodat die duiweleier die hardgekookte eiers deur die vergiettes vlek. Gooi nou die puree mayonnaise oor die bak met wiggies en mimosa en meng goed. Die slaai word bedien deur die vars spek bo-oor te smeer.

Lekker!!

Spaanse brandrissieslaai

Bestanddele

3 groen uie

4-5 olywe

2 soetrissies

2 eetlepels. sjerrie-asyn

1 kop paprika, gerook

1 Romeinse beker

1 handvol amandels

'n knoffelhuisie

Snye brood

Metode

Groen uie moet gerooster word en dan gekap word. Neem nou 'n ander bak en meng die brandrissies en olywe met die amandels, gerookte paprika, asyn, romaine en geroosterde en gesnyde groen uie. Meng die bestanddele in die bak goed en hou eenkant. Nou moet die snye brood gerooster word en wanneer dit gerooster is moet die knoffelhuisies oor die snye gevryf word en dan die brandrissiemengsel oor die geroosterde broodjies gooi.

Lekker!!

mimosaslaai

Bestanddele

2 eiers, hardgekookt

½ koppie botter

1 kop blaarslaai

die asyn

Olyf olie

Kruie, maalvleis

Metode

Neem 'n medium bak en meng die blaarslaai, botter met asyn, olyfolie en gekapte kruie. Nadat jy die bestanddele in die bak deeglik gemeng het, sit die bak vir 'n rukkie eenkant. Intussen moet die mimosa voorberei word. Om die mimosa voor te berei, moet die hardgekookte eiers eers geskil word en dan met behulp van 'n sif die hardgekookte eiers filtreer en die mimosa-eier is gereed. Nou moet hierdie mimosa-eier oor die bak slaai gegooi word voordat die heerlike mimosa-slaai bedien word.

Lekker!!

Klassieke Waldorf

Bestanddele

1/2 koppie mayonnaise

2-3 eetlepels. Suurroom

2 grasuie

2-3 eetlepels. Pietersielie

1 suurlemoenskil en sap

Suiker

2 appels, gekap

1 selderystingel, fyn gekap

Let wel

Metode

Neem dan 'n bak mayonnaise, suurroom word geklits met grasuie, suurlemoenskil en sap, pietersielie, peper en suiker. Sodra die bestanddele in die bak goed gemeng is, hou dit eenkant. Neem nou nog 'n bak en meng die appels, gekapte seldery en okkerneute daarin. Neem nou die mayonnaisemengsel en meng dit met die appels en seldery. Meng al die bestanddele goed, laat die bak 'n rukkie staan en sit dan die slaai voor.

Lekker!!

Ertjieslaai met swart oë

Bestanddele

Lemmetjie sap

1 knoffel, fyngekap

1 C. Komyn, gemaal

Sout

Koljander

Olyf olie

1 koppie swartoog-ertjies

1 Jalapeno, fyn gekap of puree

2 tamaties, in blokkies gesny

2 rooi uie, fyn gekap

2 prokureurs

Metode

Lemmetjiesap word met knoffel, komyn, koljander, sout en olyfolie geklits. Sodra al hierdie bestanddele goed gemeng is, meng hierdie mengsel met die fyngemaakte jalapenos, swartoogertjies, avokado's en fyngekapte rooi uie. Wanneer al die bestanddele goed gemeng is, laat die slaai vir 'n paar minute rus en bedien.

Lekker!!

www.ingramcontent.com/pod-product-compliance
Lightning Source LLC
Chambersburg PA
CBHW070423120526
44590CB00014B/1519